BEI GRIN MACHT SICH IHR WISSEN BEZAHLT

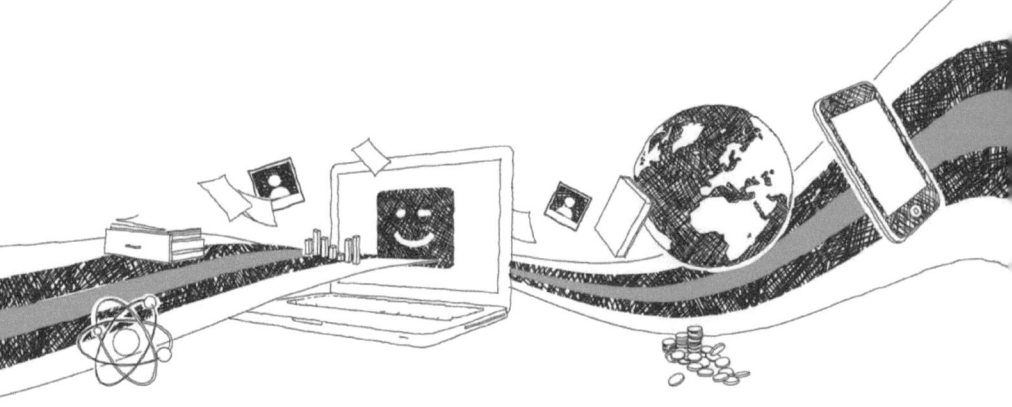

- Wir veröffentlichen Ihre Hausarbeit, Bachelor- und Masterarbeit

- Ihr eigenes eBook und Buch - weltweit in allen wichtigen Shops

- Verdienen Sie an jedem Verkauf

Jetzt bei www.GRIN.com hochladen und kostenlos publizieren

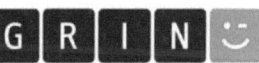

Barbara Poloni

Gesundheitssituation von Kindern und Jugendlichen

Haben Allergien bei Kindern und Jugendlichen in den letzten Jahren in Deutschland zugenommen?

GRIN Verlag

Bibliografische Information der Deutschen Nationalbibliothek:

Die Deutsche Bibliothek verzeichnet diese Publikation in der Deutschen National-
bibliografie; detaillierte bibliografische Daten sind im Internet über http://dnb.d-
nb.de/ abrufbar.

Impressum:

Copyright © 2010 GRIN Verlag GmbH
Druck und Bindung: Books on Demand GmbH, Norderstedt Germany
ISBN: 978-3-640-71884-9

Dieses Buch bei GRIN:

http://www.grin.com/de/e-book/158860/gesundheitssituation-von-kindern-und-
jugendlichen

GRIN - Your knowledge has value

Der GRIN Verlag publiziert seit 1998 wissenschaftliche Arbeiten von Studenten, Hochschullehrern und anderen Akademikern als eBook und gedrucktes Buch. Die Verlagswebsite www.grin.com ist die ideale Plattform zur Veröffentlichung von Hausarbeiten, Abschlussarbeiten, wissenschaftlichen Aufsätzen, Dissertationen und Fachbüchern.

Besuchen Sie uns im Internet:

http://www.grin.com/

http://www.facebook.com/grincom

http://www.twitter.com/grin_com

Hamburger Fern-Hochschule

Studiengang Pflegemanagement

Bonn

Studienfach Gesundheitswissenschaft

Hausarbeit zum Themenkomplex

Gesundheitssituation von Kindern und Jugendlichen.

Ergebnisse der Epidemiologie und der Gesundheitsberichterstattung.

Haben Allergien bei Kindern und Jugendlichen in den letzten Jahren in

Deutschland zugenommen ?

Frühjahrssemester

von

Barbara Hake-Poloni

20.Februar 2010

Barbara Hake-Poloni

Inhaltsverzeichnis

Barbara Hake-Poloni

Abbildungsverzeichnis

Barbara Hake-Poloni

Tabellenverzeichnis

Barbara Hake-Poloni

1 Inhalt der Problemstellung

Hannah bekommt Niesanfälle wenn sie durch hohe Gräser rennt, Lukas
muss seinen Hund abgeben da er Atemnot in seiner Nähe bekommt und
Elisabeth reagiert auf Milchprodukte mit starkem, juckendem
Hautausschlag.

Allergien bei Kindern und Jugendlichen scheinen auf dem Vormarsch zu
sein. Fast jeder kennt wenigstens 1-2 Personen, die angeben auf irgendetwas
allergisch zu reagieren.

Allergien gibt es schon seit Menscheitsgedenken, ohne das sie als Allergien
definiert wurden.Schon um 1570 beschrieb der Mediziner Pietro Andrea
Mattioli das Phänomen, dass einige Menschen auf einen im Raum
versteckten Kater mit starken Beschwerden reagierten. Aber erst Freiherr
Clemens von Pirquet, ein Kinderarzt aus Wien, definierte 1906 erstemalig
den Begriff Allergie, als eine überschießende Reaktion des Immunsystems
auf an und für sich harmlose Stoffe aus der Umwelt.

Spezialisten heute schätzen das die Allergien sämtlicher Ausprägungen
zugenommen haben, bei bis zu 20 oder sogar 25% aller Kinder und
Jugendlicher (Hurrelmann, 1990, 18).

Haben Allergien wirklich in den letzten Jahren bei Kindern und
Jugendlichen in Deutschland zugenommen ?

Zunächst werden die Begriffe Epidemiologie und
Gesundheitsberichterstattung voneinander abgegrenzt.

Im folgenden wird das komplexe Krankheitsbild Allergie für die oben
formulierte Fragestellung reduziert und eingegrenzt, sowie auf die Folgen
dieser Erkrankung hingewiesen.

Alsdann wird die formulierte Frage anhand von epidemiologischen Studien
und Gesundheitsberichterstattungen bearbeitet.

2 Epidemiologie

2.1 Definition

Epidemiologie wird definiert als Wissenschaftszweig, der sich mit der
Verteilung von Krankheiten, deren Variablen und sozialen Krankheitsfolgen
in menschlichen Bevölkerungsgruppen sowie mit Faktoren, die diese
Verteilung beeinflussen, befasst.(Wied et. al., 2003, 203).

Durch einen Paradigmenwechsel ist aber nicht mehr nur die Verteilung von
Krankheiten sondern auch die Verteilung von Gesundheit, deren Variablen
und Ursachen, in den Bevölkerungsgruppen, von hohem
wissenschaftlichem und gesundheitspolitischen Interesse (Hurrelmann,
Laaser, 2006, 483).

Epidemiologie leistet praktische Arbeit durch Untersuchungen von
Epidemien,Umwelteinflüssen und auch in der Gesundheitsförderung. Somit
bewertet, erkennt, verhütet und bekämpft sie Krankheiten.

Epidemiologie im Kontext von Allergien ist erschwert, da diese Krankheit
ein komplexes Zusammenwirken von verschiedensten Faktoren darstellt
(Organmanifestation, Lebensalter). Ferner überschneiden sich Symptome
und Einzelkrankheiten stark (Wahn et. al., 2004, 4).

2.2 Aufgaben

Epidemiologie beschreibt das Krankheitsgeschehen in der menschlichen
Bevölkerung. Sie trifft Aussagen über Häufigkeit und Verteilung von
Krankheiten, Risikofaktoren und Ressourcen in der Bevölkerung.

Epidemiologie erforscht kurz- mittel- und langfristige Therapien und deren
Erfolg. Sie überträgt die Erkenntnisse der Genetik und der Epidemiologie
auf individuelle Gesundheitsrisiken und -Chancen.

Sie hilft bei der Informationsgewinnung unter gesundheitsökonomischen
Überlegungen.

2.3 Anwendungsfelder

• Deskriptive Epidemiologie: beschreibt Krankheitsentstehung,-

verlauf oder -modifikation.

- Analytische Epidemiologie: trifft qualitative Aussagen über den Zusammenhang zwischen einem Risikofaktor und einer Krankheit.
- Experimentelle Epidemiologie: greift kontrollierend in das Untersuchungsgeschehen ein und beobachtet die Folgen.

3 Gesundheitsberichterstattung

3.1 Definition

Seit den 70 er Jahren findet eine Gesundheitsberichterstattung statt, aber erst 1987 wurde diese durch die Aktivitäten des Sachverständigenrates für konzentrierte Aktion im Gesundheitswesen, richtig entwickelt (Hurrelmann, Laaser, 2006, 374).

Es existieren verschiedene Definitionen, hier werden beispielhaft zwei zur näheren Erklärung aufgeführt:

1.*Gesundheitsberichterstattung ist die systematische Darstellung und Analyse des Gesundheitszustandes der Bevölkerung, deren Gesundheitsgefährdung und der Gesundheitsversorgung* (Flick, ohne Jahreszahl, 21).

2.*Gesundheitsberichterstattung informiert über die gesundheitliche Lage und die gesundheitliche Versorgung der Bevölkerung. Sie dient der Information von Politik, Forschung, Akteuren des Gesundheitssystems und der interessierten Öffentlichkeit* (Hurrelmann, Laaser, 2006, 375).

3.2 Aufgabe

Erhebung von Daten über den Gesundheitszustand der Bevölkerung (Gesamt Bevölkerung / bestimmte Gruppen/ bestimmte Regionen), deren Dokumentation und Analyse.Damit dient sie zwar als Unterstützung bei der Prioritätensetzung der Gesundheitspolitik durch Datenlieferung, nimmt damit aber nicht die Arbeit der Prioritätensetzung bei gesundheitspolitischen Entscheidungen, der Politik und Selbstverwaltung ab (Sachverständigenrat laut Hurrelmann, Laaser 2006, 375).

Barbara Hake-Poloni

Zur effektiven Einsetzung der Gesundheitsberichterststattung, braucht es aber einer klaren Zielorientierung seitens des Bundes oder der Länder. NRW hat z.b. für die Jahre 2005-2010 zehn verschiedene Gesundheitsziele (5 Strukturziele und 5 Krankheitsbezogene Ziele) erarbeitet (vgl.Hurrelmann, Laaser, 2006, 396).

3.3 Inhalte

Anhand von Indikatoren wird sowohl der Gesundheitszustand der Bevölkerung dokumentiert (Morbiditäts- und Risikoindikatoren, sowie Indikatoren der Krankheitsfolgen), als auch Ressourcen im Gesundheitswesen (z.B. Angebot von Personal/Sachmitteln, Einrichtungen/Leistungen, Beschäftigte/Auszubildende im Gesundheitswesen).

Ebenso wird die Inanspruchnahme von Leistungen, Personal, Einrichtungen je nach Diagnose/Krankheitsbild, dokumentiert.

Ermittelt werden auch die Kosten und die Finanzierung des Gesundheitssystems (z.B. Anteil der Gesundheitsausgaben am Bruttosozialprodukt, Einnahmen/Ausgaben im Gesundheitswesen) (Flick, ohne Jahreszahl, 22).

4 Allergien

4.1 Definition

Allergien sind überschiessende Abwehrreaktionen des Immunsystems auf körperfremde, eigentlich unschädliche Substanzen, im Sinne einer krankmachenden Überempfindlichkeit.Vorraussetzung ist ein Erstkontakt mit einer Substanz ohne Reaktion. Bei erneutem Kontakt wird nach einer Sensibilisierungsphase (von Sekunden/Minuten bis zu 4 Tagen) eine Lawine von Entzündungszeichen freigesetzt. Allergische Erkrankungen können an verschiedenen Organsystemen auftreten. Meistens sind es Schleimhäute und Haut, als Grenze zur Umwelt des Individuums. Siehe Abb.1.

Barbara Hake-Poloni

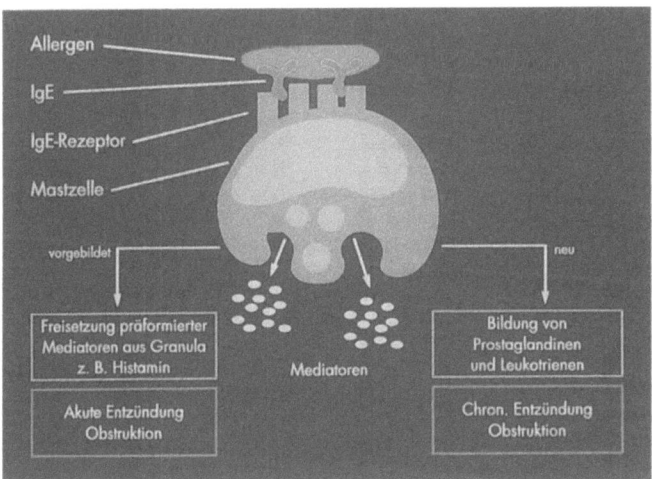

Abb. 1: Entstehung der Immunantwort:vom Allergen zur Entzündung (nach
Renz).Quelle:Weißbuch

Da der Begriff Allergie zwar häufig, aber eher konfus benutzt wird und
somit mehrere Begriffe in sich vereint, folgt eine Definitionstabelle.

Empfindlichkeit	Normale Reizbeantwortung
Überempfindlichkeit	Eine das normale Maß übersteigende Reizbeantwortung
Toxizität	Normale Giftigkeit einer Substanz
Intoxikation	Reaktion auf die normale pharmakologische Toxizität
Sensibilisierung	Allergiebereitschaft, d. h. erhöhte Empfindlichkeit nach wiederholtem Kontakt
Allergie	Krankmachende Überempfindlichkeit aufgrund immunologischer Sensibilisierung
Anaphylaxie	Maximalvariante einer akuten allergischen Sofortreaktion (meist IgE-vermittelt)
Pseudo-Allergie	Nicht-immunologische Überempfindlichkeit mit klinischen Symptomen, die allergischen Erkrankungen entsprechen oder ähneln
Idiosynkrasie	Nicht-immunologische Überempfindlichkeit ohne Bezug zur pharmakologischen Toxizität
Intoleranz	Überempfindlichkeit im Sinne der pharmakologischen Toxizität
Atopie	Familiär auftretende Neigung zur Entwicklung bestimmter Krankheiten (allergisches Asthma bronchiale, allergische Rhinokonjunktivitis, atopisches Ekzem) auf dem Boden einer immunologischen Überempfindlichkeit von Haut und Schleimhäuten gegen Umweltstoffe, assoziiert mit vermehrter IgE-Produktion und/oder veränderter unspezifischer Reaktivität

Abb. 2: Definitionen. Quelle:Weißbuch

In dieser Arbeit wird von den oben definierten Begriffen Allergie und Atopie ausgegangen.

4.2 Krankheitsbilder

Die wichtigsten atopischen Krankheitsbilder, wie auch in dieser Arbeit verwendet, sind folgende:

Allergische Rhinokonjunktivitis (saisonal oder ganzjährig), z.B. Heuschnupfen: Die häufigste atopische Erkrankung mit erheblichen Folgeerkrankungen, wie in Abbildung 3 aufgeführt.

Komorbidität	Lebensqualität	Sozioökonomie
Asthma	Schlafstörungen	Arbeits- und Schulausfall
Atopisches Ekzem	Lernstörungen	Aktivitätsverlust
Nahrungsmittelallergie	Defizite der mentalen,	Direkte und indirekte Kosten
Sinusitis	sozialen und	Kosten des Gesundheitssystems
Mittelohrerguss	physischen	
Zahnfehlstellungen	Funktionen	

Abb. 3: Die allergische Rhinokonjunktivitis: Komorbidität, Beeinträchtigung der Lebensqualität und sozioökonomische Aspekte (WHO).Quelle: Weißbuch

Die allergische Rhinokonjunktivitis wird oftmals unterschätzt und nicht adäquat therapiert, da die Behandlung auf die kurzfristige Reduktion der Symptomatik setzt, statt den Patienten als chronisch erkrankten atopischen Langzeitpatienten zu sehen.

Allergische Dermatitis (Neurodermitis):

Einer der häufigsten Hauterkrankungen im Kindesalter, die chronisch oder chronisch rezidivierend verläuft.Typisches Symptom ist ein quälender Juckreiz der zu einer beträchtlichen Einschränkung der Lebensqualität führt. Gleichzeitig kann es bei stärkerer Hautveränderung zu schweren Krankheitsbildern und Komplikationen kommen.

Allergisches Asthma bronchiale: Eine chronisch-entzündliche Atemwegserkrankung die zu einer giemenden (trockenes Atemgeräusch von pfeiffendem Charakter) Atmung, Atemnot und Engegefühl im Brustkorb sowie Husten führen kann. 85% aller Asthmaerkrankungen sind allergisch bedingt. Die Prognose des Asthma bronchiale hat sich allerdings in den letzten 20 Jahren in Deutschland zunehmend verbessert (Ring et.al.2004,75)

Barbara Hake-Poloni

5 Allergien bei Kindern und Jugendlichen

5.1 Chronische Krankheit

Es existiert in Deutschland noch keine einheitliche Definition von
Chronischer Erkrankung, aber hier soll eine Eingrenzung durch folgende
Definition vorgenommen werden:

Chronische Erkrankung ist ein anhaltender und dauerhafter Prozess der
degenerativ mit körperlichen, sozialen und psychischen Beeinträchtigungen
einhergeht und in der Regel eine langanhaltende medizinische Betreuung
erfordert (Wied et.al., 2003, 207).

In Fachkreisen zählt die Allergie schon lange zu den chronischen
Erkrankungen, auch wenn der allergiekranke Patient teilweise sehr lange
Perioden ohne allergische Symptome verbringt.

Allergien werden immer noch **weitgehendst**, sowohl von Ärzten wie auch
Patienten, in ihren Folgen **unterschätzt**. Nur 10 % der Allergiker werden in
Deutschland adäquat versorgt (Ring et.al., 2004, 7).

Die Therapie setzt meist nur auf die kurzfristige Beseitigung der Symptome,
ohne den Patienten als langfristig Erkrankten wahrzunehmen. Die
Symptome bei Allergikern verändern sich allerdings häufig im Laufe des
Lebens. Bei Säuglingen sind es noch vermehrt Hautveränderungen, bei
Schulkindern eher Atembeschwerden die im Vordergrund stehen (Schubert
et.al., 2004).

5.2 Genetische Veranlagung

Die Ursachen für das entstehen allergischer Erkrankungen sind noch nicht
100% ig erforscht, aber der Anstieg des Risikos gilt unter gewissen
genetischen Bedingungen als erwiesen, wobei die übertragenden Gene
selbst, noch nicht identifiziert wurden. Als besonders gefährdet Allergien zu
entwickeln gelten demnach Kinder bei denen entweder ein **Elternteil**,oder
ein **Geschwisterkind** bereits Allergiker sind (Ring et.al. 2004, 196). Das
bedeutet, je mehr Familienmitglieder Allergiker sind, desto größer das
Risiko für das Kind ebenfalls eine Allergie zu entwickeln.Physiologisch

heisst dies, erblich vorbelastete Kinder bilden bei einem Allergenkontakt verstärkt Antikörper (ImmunglobulinE) (Schubert et. al., 2004, 89). Tabelle1 zeigt die Gefährdung der Allergieentstehung bei erblicher Belastung.

5.3 Einflussgrössen

Verschiedene äusserliche Faktoren werden bis jetzt als Auslöser für Allergien diskutiert.

Das Alter wann der **erste Allergenkontakt** erfolgt, je jünger der Patient beim Erstkontakt desto größer das Risiko eine Allergie zu entwickeln.

Das **Rauchen** der Mutter während der Schwangerschaft, frühkindliche **Infektionen** und **Schadstoffbelastungen.**

Innenraumallergene:

- Biologische Allergiequellen zb. Insekten ,Haustiere, Pilze,Acariden, Pollen.

- Allergenbeeinflussende Faktoren zb.Feuchtigkeit u.niedrige Temperaturen in Wohnungen,mangelndes Lüften, Wollteppiche, Bakterien in Verneblern.

Umweltverschmutzung als Auslöser für Allergien konnte bisher nur in wenigen Studien belegt werden (Schubert et.al. 2004). Allerdings sind die Aussagen hierzu auch widersprüchlich. Es ist aber davon auszugehen, dass schon bestehende Krankheitssymptome verstärkt werden können. Gerade bei Pollen konnte durch die Erwärmung des Klimas, eine Verlängerung des Pollenausstoßes bei Frühblühern um 2 Wochen festgestellt werden. Die Klimaveränderung wiederum geht laut Fachkreisen auf die weltweite Umweltverschmutzung zurück.

Tabelle 1: Hinweise auf eine genetische Beteiligung bei der Allergieentstehung durch familiäre Vorbelastung. Quelle:Spezialbericht Allergie

Kindheitsbild/Indikator	Bevölkerungsgruppe	familiäre Vorbelastung	Odds Ratio	Autor
Atopiemanifestation	1. Lebensjahr	Vater und Mutter	1,5	Bergmann u.a. [1993]
atopische Dermatitis	1. Lebensjahr	Vater und Mutter	2,0	Bergmann u.a. [1993], [1994]
atopische Dermatitis	1. Lebensjahr	Vater oder Mutter	1,5	Bergmann u.a. [1994]
atopische Dermatitis	Vorschulkinder	Vater oder/und Mutter	6,0	Schäfer u.a. [1997]
atopische Dermatitis	Zehnjährige	Vater oder Mutter	3,4	Dold u.a. [1992]
Asthma	Zehnjährige	Vater oder Mutter	2,6	Wjst, Dold [1992], Dold u.a. [1992]
Asthma	Zehnjährige	Vater und Mutter	5,0	Wjst, Dold [1992], Dold u.a. [1992]
Heuschnupfen	Zehnjährige	Vater oder Mutter	3,6	Dold u.a. [1992]
positiver Hauttest	Schulkinder	Vater oder Mutter	1,5	Heinrich u.a. [1998]
positiver Hauttest	Erwachsene	Vater oder Mutter	1,7	Nowak u.a. [1996]
positiver Hauttest	Erwachsene	Mind. 1 Geschwisterteil	1,6	Nowak u.a. [1996]
spezifische IgE (Phadiatop)	Erstkläßler	Mind. 1 Geschwister- oder Elternteil	2,1	Krämer u.a. [1991]
spezifische IgE (RAST)	Erstkläßler	Mind. 1 Geschwister- oder Elternteil	1,7 bis 3,0	Krämer u.a. [1991]
Gesamt-IgE (>180 KU/l)	Erstkläßler	Mind. 1 Geschwister- oder Elternteil	1,5	Krämer u.a. [1991]
Allergierisiko	Erstkläßler	Mind. 1 Geschwister- oder Elternteil	7,7	Krämer u.a. [1991]
Prävalenz BHR	Erwachsene	Vater oder Mutter	1,2	Nowak u.a. [1997]
Prävalenz BHR	Erwachsene	Mind. 1 Geschwisterteil	2,7	Nowak u.a. [1997]

5.4 Folgen

Individuelle Folgen:

Für Kinder und Jugendliche können die individuellen Folgen einer allergischen Erkrankung unterschiedlich stark sein.trotz einer Allergie können sie sich **gesundfühlen** wenn die allergischen Zustände nur kurz beeinträchtigend sind. Andererseits ist zu bedenken das Allergiker chronisch Kranke sind, die oftmals eine lange Krankheitskarriere mit vielen Einschränkungen vor sich haben . Kinder mit Pollenallergien können im Frühling und Sommer nicht bei schönem Wetter draussen spielen. Während dieser Zeit sind sie oft **schulisch überfordert** und **nicht leistungsfähig**, da die Symptom unterdrückenden Medikamente sehr müde machen und eine oftmals verstopfte Nase zu Schlafstörungen führt.

Für andere allergisch kranke Kinder sind eigene Haustiere oder, je nach Schweregrad, sogar Besuche bei Freunden mit Haustieren tabu.Ebenso müssen viele Kinder darauf achten was sie an Lebenmitteln zu sich nehmen, da schon ein harmloser Geburtstagskuchen einen neuen Schub bei Neurodermitis bedeuten kann. Allergien verändern sich altersbedingt, ebenso steigt bei einer bereits bestehenden Allergie, das Risiko der Bildung anderer möglicher Allergien. Die **Berufswahl** ist damit oft für die betroffenen Jugendlichen eingeschränkt, oder es besteht die erhöhte Gefahr einer berufsbedingten Allergieentwicklung z.b. gegen Latex oder Mehlstaub. Dies bedeutet häufig ein Ende des Berufes, eine Umschulung und erneute Suche nach einer anderen Berufstätigkeit.

Familiäre Folgen:

Familien mit einem oder mehreren an Allergien erkrankten Kindern sind **starken psychischen Belastungen** ausgesetzt. Beispielsweise leiden an Neurodermitis erkrankte Kinder unter starkem Juckreiz, der sie und ihre Betreuer sehr schlecht schlafen lässt. Der gesamte Tagesablauf konzentriert sich auf das/die erkrankten Kinder. Die Suche nach dem eventuell auslösenden Allergen gestaltet sich oft als nervenaufreibende Detektivarbeit und die richtige Therapie ist bei den meisten Allergien noch nicht gefunden.

Barbara Hake-Poloni

Die somit nötige Allergenkarenz für das erkrankte Kind bedeutet, auch für
die nicht betroffenen Familienmitglieder, Einschränkungen in der
Lebensqualität.

Gesellschaftliche Folgen:
Sollte sich die Frage bestätigen, dass Allergien maßgeblich in den letzten
Jahren zugenommen haben, hat das auch **gesamtgesellschaftliche
ökonomische Folgen.** Die Allergietestung und -therapie ist aufwändig und
kostenintensiv und bedeutet für die Krankenkassen eine erheblich
finanzielle Belastung.Ganz abgesehen davon das Allergiker als chronisch
Kranke, mit nicht kalkulierbaren Folgekosten, zu bewerten sind. Der
volkswirtschaftliche Schaden durch die **indirekten Kosten** der
obengenannten Krankheitsausfälle im Beruf, ist noch gar nicht abzusehen.

6 Gesundheitssituation von Kindern und Jugendlichen

Allergien und ihre Verbreitung in Deutschland, unterliegen inzwischen
einem großen öffentlichen Interesse. Dabei finden sich viele verschiedene
Vermutungen und Meinungen in den Medien zur Ursache und Häufigkeit
dieser Erkrankung (Hurrelmann et al., 2006, 497).

Da das öffentliche, gesundheitspolitische Interesse für Allergien gestiegen
ist, wurden in den letzten Jahren verschiedene Gesundheitssurveys sowohl
in Deutschland, als auch weltweit, durchgeführt.

Die Frage nach einem möglichen Anstieg von Allergien bei Kindern und
Jugendlichen in Deutschland, soll nun anhand von verschiedenen
epidemiologischen Studien beantwortet werden.

6.1 Ost-West-Vergleich

1989 hatte man in Deutschland die einmalige Gelegenheit zwei genetisch
gleiche, aber 40 Jahre strikt voneinander getrennte Gesellschaften, über das
Vorkommen und die Verteilung von Allergien zu vergleichen. Dabei kamen
die Forscher zu einem überraschenden Ergebnis. Im Osten war der Anteil
an Allergien erkrankten Personen signifikant geringer als im Westen, wie die

Barbara Hake-Poloni

folgende Abbildung demonstriert.

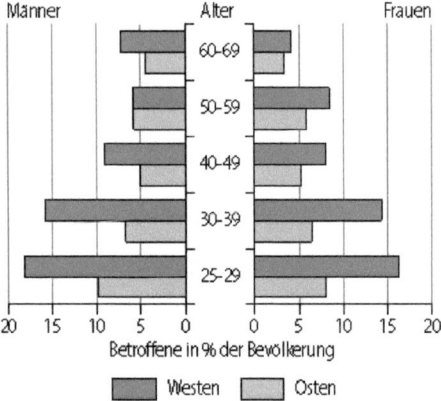

Abb. 4:Anteil an Allergien erkrankten Personen in Ost- und Westdeutschland. Quelle: RKI,
Gesundheitssurveys aus Spezialbericht Allergie

Diese Studie wurde unabhängig von Land- oder Stadtbewohnern durchgeführt, weshalb man nicht von einer repräsentativen Situation ausgehen kann. Es zeigte sich auch, dass die Unterschiede erst ab 1950 bis 1960 wirksam waren. Heute wird kaum noch ein Unterschied zwischen Ost-und Westdeutschland festgestellt. Querschnittsuntersuchungen zwischen 1991 und 2000 zeigten lediglich einen deutlich stärkeren Anstieg des Heuschnupfens bei 6jährigen Kindern in Ostdeutschland, als in Westdeutschland. Insbesondere bei Kindern die nach der Wende geboren wurden. Die Faktoren hierfür sind noch nicht eindeutig bekannt (Ring et.al., 2004, 34). Es konnte bei dieser Studie also nur festgestellt werden, dass in Ostdeutschland seit der Wende, ein Anstieg von allergischer Rhinitis bei Kindern zu verzeichnen ist. Im Westen konnte so ein Anstieg nicht zur gleichen Zeit festgestellt werden. Somit kann die Frage nach einem ein Anstieg der Allergien bei Kindern und Jugendlichen in Deutschland, nur für den Osten und nur für einen bestimmten Zeitraum positiv beantwortet werden.

Barbara Hake-Poloni

6.2 ISAAC-Studie

Die ISAAC Studie (International Study of Asthma and Allergies in
Childhood 1992 -2003), die weltweit größte epidemiologische
Untersuchung zur Erforschung von Ursachen von Asthma und Allergien bei
Kindern, verglich in *drei Phasen* die geografischen Unterschiede der
Symptome von Asthma, Heuschnupfen und Neurodermitis, bei 463801 13-
14jährigen und 304796 6-7jährigen Kindern weltweit. Deutschland
beteiligte sich mit zwei Orten an der Studie (Greifswald und Münster). Die
Phase1 (1992-1996) sollte dabei die Häufigkeit des Vorkommens und die
Schwere von Asthma, allergischer Rhinitis und atopischer Dermatitis bei
Heranwachsenden bestimmen. Die Symptomhäufigkeit von Asthma lag
dabei in Deutschland bei rund 15%. Die der allergischen
Rhinokonjunktivitis bei 13% und die der Neurodermitis bei 7%. Somit liegt
Deutschland weltweit auf einem mittleren Rang was die bestehenden
Allergien bei Kindern angeht (vgl.Ring et.al., 2004, 21).

Bei der Prävalenz von Heuschnupfen bei Kindern, liegt Deutschland im
europäischen Vergleich eher im unteren Drittel, wie auch der folgenden
Abbildung zu entnehmen ist.

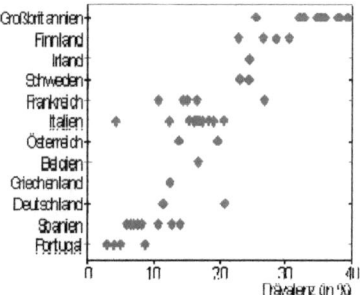

*Abb. 5: Prävalenz von Heuschnupfen bei 13 bis 14jährigen Kindern in der Europäischen
Union 1995 bis 1996. Quelle: ISAAC*

Die *Phase 2* (1998-2004) diente dazu, in ausgewählten Populationen die
Ergebnisse der Phase 1 zu bestätigen. Die *Phase 3* (2000-2003) wiederholte
die Untersuchungen der Phase1, um weltweit die zeitlichen Veränderungen

Barbara Hake-Poloni

des Vorkommens und der Schwere von Allergien und Asthma bei Kindern zu quantifizieren (Keil, 2008). Dabei konnte festgestellt werden das ein Anstieg der Allergien weltweit in den östlichen, indischen, afrikanischen und chinesischen Ländern zu verzeichnen ist (Björksten, 2007). In den westlichen Ländern war der Anteil an Allergieerkrankten Kinder weitgehendst, mit geringen altersabhängigen Schwankungen, gleichbleibend.

Da bei dieser Studie der weltweite Vergleich im Vordergrund stand, kann hier nicht von einer represäntativen Studie für Deutschland ausgegangen werden.Aber die Studie ist trotzdem für Deutschland informativ, denn es bestätigte sich auch hier, das Deutschland mit seiner westlichen Lebensweise im weltweiten Vergleich, ein durchschnittlich hohes Vorkommen von Allergien bei Kindern zu verzeichnen hat. Ein nationaler Anstieg konnte aber damit nicht nachgewiesen werden.

6.3 Spezialbericht Allergie

Der vom Statistischen Bundesamt angefertigte Spezialbericht Allergie im Jahre 2000, berichtet von epidemiologischen Studien mit Haut und Antikörpertests bei 9-11jährigen Kindern, die ein eindeutiges West-Ostgefälle zeigen. Ein positiver Hauttest konnte bei 37% der Kinder im Westen nachgewiesen werden und bei 18-26% im Osten.

Ein Anstieg der Häufigkeit von Heuschnupfen in den Jahren von 1985-1991, konnte im Westen von Deutschland nur nachgewiesen werden, bei einer Befragung von Personen im Alter von 25 bis 69 Jahren, wie die nachfolgende Tabelle zeigt.

Tabelle 2: Lebenszeitprävalenz von Heuschnupfen im Westen. Quelle: Spezialbericht Allergie.

Jahr	Männer	Frauen
	Betroffene in % der Bevölkerung	
1985	*11,7*	*8,3*
1988	*13,3*	*13,4*
1991	*18,1*	*16,2*

Barbara Hake-Poloni

Allerdings könnte die verbesserte Diagnostik, der gestiegene Wissenstand und auch das vermehrte Interesse der Gesellschaft an diesem Krankheitsbild eine Zunahme erklären (Wahn et.al., 2000, 5.2). Somit kann der von der Gesundheitspolitik initiierte Spezialbericht nur die bisherigen Erkenntnisse, nämlich ein höheres Vorkommen von Allergien bei Kindern im Westen als im Osten festhalten, aber die Frage nach einem Anstieg der Allergien bei Kindern und Jugendlichen in Gesamt Deutschland, nicht eindeutig beantworten.

6.4 Gesundheitsbericht von Kindern und Jugendlichen

Ein Kinder und Jugendgesundheitssurvey (Kurth et.al., 2006) wurde vom Robert Koch Institut mit 17.641 untersuchten Kindern und Jugendlichen, zwischen 0-17 Jahren, und deren Eltern durchgeführt. Erstmals wurden hier bundesweit repräsentative Daten zu den atopischen Erkrankungen allergischer Dermatitis, Heuschnupfen und allergisches Asthma, in Deutschland von 2003-2006 erhoben. Dabei ergab sich in den letzten 12 Monaten vor der Befragung folgendes Bild:

Laut Abbildung 6 sind 8,9 % der Kinder aktuell an Heuschnupfen erkrankt.

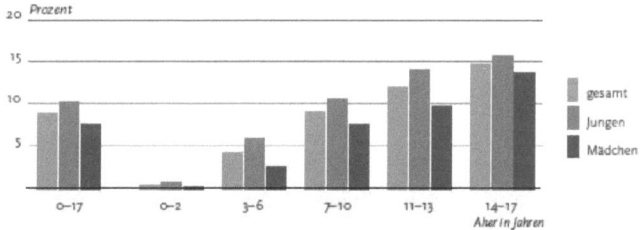

Abb. 6: Häufigkeit von Heuschnupfen in den letzten 12 Monaten("aktuell") bei Kindern und Jugendlichen, nach Alter und Geschlecht. Quelle: KiGGS, 2008.

Die Abbildung 7 zeigt einen Anteil von 7,5 % an Neurodermitis erkrankten Kindern.

Barbara Hake-Poloni

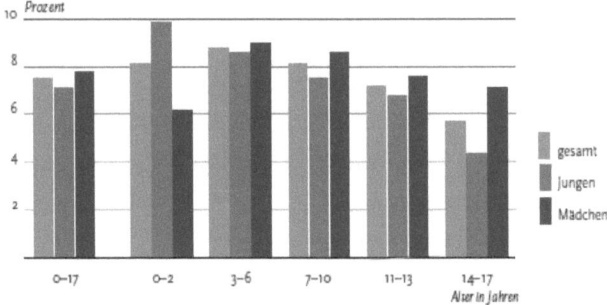

Abb. 7: Häufigkeit von Neurodermitis in den letzten 12 Monaten ("aktuell") bei Kindern und Jugendlichen, nach Alter und Geschlecht. Quelle: KiGGS, 2008.

Die Abbildung 8 beweist das aktuell 3,3% der Kinder an Asthma erkrankt sind.

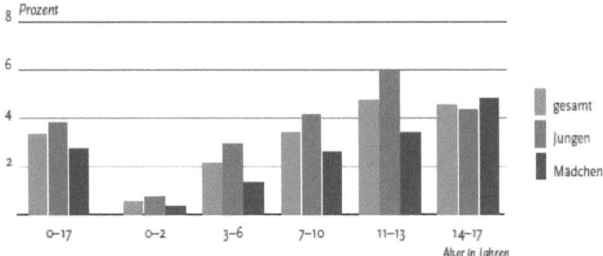

Abb. 8: Häufigkeit von Asthma in den letzten 12 Monaten ("aktuell") bei Kindern und Jugendlichen, nach Alter und Geschlecht Quelle:KiGGS, 2008.

Bei den Untersuchungen zeigte sich folglich, dass aktuell 22,9 % der Kinder und Jugendlichen jemals an einer der oben genannten Allergien erkrankt ist, vgl. Abbildung 9.

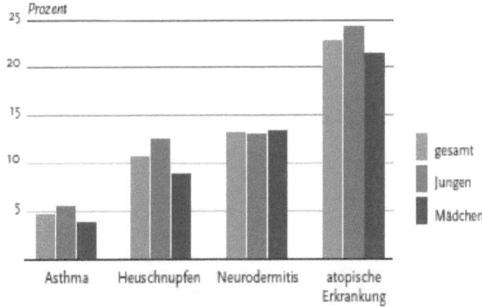

Abb.9: Häufigkeiten allergischer Erkrankungen ("jemals") bei Kindern und Jugendlichen (0-17 Jahre), nach Geschlecht. Quelle: KiGGS, 2008.

Abschließend konnte festgestellt werden, dass atopische Allergien in Deutschland weit verbreitet sind. Bei 22,9 % der Kinder und Jugendlichen wurde mindestens einmal im Leben atopische Dermatitis, Heuschnupfen oder Asthma diagnostiziert. Aktuell leiden fast 17% der Heranwachsenden an einer der genannten Erkrankungen.Da nicht alle Allergieformen erfasst wurden, vermutet man eine wesentlich höhere Quote an Allergien erkrankten Kindern und Jugendlichen. Mit dieser Untersuchung konnte somit erstmals bundesweit repräsentativ festgestellt werden, wie verbreitet die atopischen allergischen Erkrankungen bei Heranwachsenden in Deutschland sind (Kurth et.al., 2008,22). Allerdings konnte auch mit dieser Studie die Frage nach einem Anstieg der Allergien bei Kindern und Jugendlichen in Deutschland, nicht beantwortet werden.

7 Zusammenfassende Bewertung

Zum heutigen Zeitpunkt kann die Frage nach einem Anstieg der Allergien bei Kindern und Jugendlichen in Deutschland, nicht eindeutig beantwortet werden. Auch wenn die meisten Fachleute von einem Anstieg der Allergien ausgehen, kann im Moment bei einer kritischen Analyse nur davon ausgegangen werden das Allergien zwar häufig bei Kindern und Jugendlichen vorkommen, aber noch entscheidende Studien fehlen die belegen ob Allergien wirklich zugenommen haben, oder vielleicht doch nur das Krankheitsbild Allergie besser diagnostiziert und zugeordnet werden

kann und damit der Eindruck entsteht, es wäre ein Anstieg vorhanden. Da es
in der Vergangenheit keine bundesweiten repräsentativen epidemiologischen
Studien bezüglich dieser Fragestellung gab, kann die Frage nach einem
Anstieg auch nicht rückschließend beantwortet werden.

Sicher festgestellt wurde durch die Studie KiGGS aber, dass in Deutschland
ein hoher Anteil an Allergien erkrankten Kindern und Jugendlichen besteht.

Allein die Häufigkeit des Vorkommens von Allergien bei Heranwachsenden
in Deutschland und den damit einhergehenden Folgen, fordern gezielte
Gegenmaßnahmen und eine breitangelegte Präventions- und
Ursachenforschung seitens der Gesundheitspolitik. Mit der Studie KiGGS
ist eine solide Basis gelegt worden, die weltweit übrigens einmalig und auch
für andere westliche Industrieländer von hohem Interesse ist. Die Frage
nach einem Anstieg der Allergien bei Kindern und Jugendlichen in
Deutschland, kann aber nur in der Zukunft, durch weiterführende
epidemiologische Studien beantwortet werden.

Barbara Hake-Poloni

Literaturverzeichnis

Björksten, B. et. al.(2007), Woldwide time trend for symptoms of rhinitis and conjunctivitis: Phase 3 of the International Study of Asthma and Allergies in Childhood, "Online, Google" http://www3.interscience.wiley.com/journal/119406895/abstract?

Flick, U.(ohne Jahreszahl), Gesundheitwissenschaften,Studienbrief 5, 03: Gesundheits-berichterstattung, Studienbrief der Hamburger Fernhochschule.

Hurrelmann, K.(1990), Familienstreß, Schulstreß, Freizeitsreß: Gesundheitsförderung für Kinder und Jugendliche,Weinheim und Basel: Beltz

Hurrelmann, K.; Laaser, U.; Razum, O. (2006), Handbuch Gesundheitswissenschaften, 4., vollst. überarb. Aufl., Weinheim und München: Juventa.

Keil,U.(2008); Kurzbeschreibung von ISAAC, "Online,Google" http://campus.uni-muenster.de/activities.html

Kurth,B-M.; Pott, E. (2008), Zur Gesundheit von Kindern und Jugendlichen in Deutschland, Berlin und Köln: Robert Koch Institut.

Ring, J.;Fuchs, T. et.al.(2004), Weißbuch, Allergien in Deutschland, 2. aktual. u. erw. Aufl., München: Urban&Vogel.

Schubert, I.; et.al. (2004), Gesundheit von Kindern und Jugendlichen, Schwerpunktbericht der Gesundheitsberichterstattung des Bundes, Berlin: Robert Koch Institut.

Wahn,U.; Wichmann, H.-E. (2000), Spezialbericht Allergien, Statistisches Bundesamt, Stuttgart: Metzler-Poeschel.

Wied, S.; Warmbrunn, A. (2003),Psychrembel, Wörterbuch der Pflege, Berlin und New York: Walter de Gruyter.